PUBLICATIONS DU *PROGRÈS MÉDICAL*

DE

L'AMPUTATION OSTÉOPLASTIQUE

DE LA JAMBE

PAR

A. TAUBER

PROFESSEUR AGRÉGÉ A L'UNIVERSITÉ

DE VARSOVIE.

PARIS

AUX BUREAUX DU
PROGRÈS MÉDICAL
6, rue des Écoles, 6.

A. DELAHAYE & E. LECROSNIER
ÉDITEURS
Place de l'École de Médecine.

1880

L'AMPUTATION OSTÉOPLASTIQUE

DE LA JAMBE

Nous voudrions attirer l'attention des médecins français sur une opération qui, pratiquée fréquemment en Russie, en Allemagne, en Angleterre, jouit cependant en France de peu de crédit. Nous voulons parler de l'amputation de Pirogoff.

Si quelques rares chirurgiens en vue, MM. E. Bœckel, à Strasbourg, Léon Le Fort, à Paris, pratiquent cette opération, la grande majorité des opérateurs s'abstient de l'employer et quelques-uns même, dont l'opinion fait autorité, la critiquent. Habitué que nous étions à la voir préconisée et utilisée avec avantage dans notre pays, ce n'est pas sans quelque surprise, — soit dit sans la moindre apparence de critique — que, pendant les quatre mois que nous venons de consacrer à visiter les cliniques chirurgicales de Paris, les services des hôpitaux et les amphithéâtres de démonstration, nous ne l'avons pas vue utilisée sur le vivant et à peine enseignée sur le cadavre.

Les avantages de cette opération sont cependant incontestables, et nous semblent bien faits pour lui attirer plus de sympathie de la part des opérateurs français. Attaché comme chirurgien militaire aux ambulances russes pendant la dernière guerre russo-turque, nous avons pu observer une foule de blessés atteints de coups de feu au pied ou de congélations étendues de l'avant-pied. Ces dernières furent surtout fréquemment observées lorsque nos troupes furent retenues aux passes des Balkans, de

Chipka et d'Arapkanak. Dans ces conditions, nos collègues pratiquèrent très souvent l'amputation ostéoplastique de la jambe. Pour notre part, nous l'avons pratiquée huit fois.

Les chirurgiens militaires russes ne furent pas les seuls à la pratiquer et, lors d'une visite que nous fîmes en janvier 1878, à l'hôpital turc de Kazanlik, on nous fit voir quatre amputés par le procédé de Pirogoff. A la fin de la campagne, dans nos visites aux hôpitaux de Nicolaïeff, Odessa, Karkoff, Moscou, Saint-Pétersbourg, nous avons encore pu voir un certain nombre de blessés qui avaient subi l'amputation du pied par divers procédés, et en particulier par celui du professeur Pirogoff.

Après la guerre, dans un mémoire publié dans le journal médical militaire russe et intitulé : *De l'allongement artificiel des extrémités*. Mai, Juin 1878, et dans d'autres écrits (1), nous attirions l'attention de nos collègues sur l'importance qu'il y aurait à utiliser les matériaux de cette guerre pour étudier comparativement les divers procédés classiques de l'amputation du pied. Depuis, divers journaux russes ou étrangers ont publié un assez grand nombre d'observations d'amputation du pied par divers procédés, et en particulier par celui de Pirogoff.

Comme on vient de le voir, les matériaux fournis par la dernière guerre sur cette opération sont assez importants pour réclamer une étude approfondie et de longue haleine, et nous nous réservons de l'entreprendre bientôt et de la faire connaître à nos collègues français.

Pour le moment, nous nous contenterons de relater succinctement nos huit observations personnelles. Nous élaguerons de notre description tout détail inutile et nous n'insisterons que sur les points importants à rappeler.

Il n'est pas sans importance de noter d'abord que, pendant cette guerre, nous nous sommes trouvé, habituellement, dans des conditions telles, que nous n'avons pu suivre nos blessés opérés.

---

(1) A. Tauber. — *Lettres d'un chirurgien militaire;* et *Gazette Médicale de Saint-Pétersbourg*, 1877 et 1878.

C'est ainsi que ceux de Chipka (août 1877), réunis à Gabroff, Tirnoff, Sistoff, furent d'abord conservés pendant quelques semaines dans notre hôpital. Quand leur convalescence fut établie, nous les fîmes transporter à l'hôpital le plus proche où ils reçurent les soins d'un de nos collègues qui put nous tenir au courant des résultats de nos opérations. On attendit que la guérison de ces blessés fut assurée pour les évacuer sur la Russie. Ceux de Plewna restèrent pendant plus de trois mois à recevoir nos soins à l'hôpital provisoire n° 69 du village de Bagotte, et, là, nous pûmes faire l'autopsie de ceux de nos opérés qui succombèrent.

Sur 8 cas, 5 fois nous pratiquâmes l'opération par le procédé de Pirogoff et trois fois par le procédé du professeur Léon Le Fort. Trois opérés succombèrent, un de ces derniers avait été amputé par le procédé de Pirogoff, deux par le procédé de M. Le Fort. Nous croirions injuste d'accuser le procédé du chirurgien français d'avoir fourni une mortalité plus grande que le procédé de Pirogoff, les trois opérés ayant succombé à l'infection purulente. Trois des cinq blessés restants furent revus par nous, longtemps après l'opération. L'un d'entre eux avait· été amputé par le procédé de M. Le Fort.

Obs. I. — Soldat de 22 ans, blessé le 9 août sous Chipka. Transporté à l'hôpital de division n° 14, trois jours après avoir été blessé. Une balle de gros calibre, après avoir brisé l'astragale, avait pénétré l'article tibio-tarsien, sans faire de trou de sortie. Impossibilité de trouver le corps étranger. Suppuration articulaire abondante. Quatorze jours après la blessure, les accidents inflammatoires persistant, nous engageâmes cet homme à subir une opération ; il y consentit. Nous ouvrîmes alors largement l'articulation tibio-tarsienne ; l'astragale était fracturée, le calcanéum, également lésé, se présentait sous l'aspect d'une masse ramollie ; ses surfaces articulaires astragaliennes et cuboïdiennes étaient, dans quelques endroits, entièrement détruites ; sur le reste de leur étendue, elles présentaient une coloration rouge, rappelant l'inflammation aiguë du cartilage.

Nous résolûmes de pratiquer l'amputation ostéoplastique de la jambe, par le procédé de Pirogoff.

Incision curviligne dorsale, lambeau talonnier délimité par une incision en étrier commençant un demi-pouce en avant de la malléole interne et aboutissant à la malléole externe ; section verticale du calcanéum ; nous conservons la plus grande partie de l'os. La section faite, craignant de laisser dans le lambeau talonnier une partie osseuse suspecte, nous raclâmes à l'aide de la curette toute la partie spongieuse de l'os conservé. Il ne resta plus alors dans le lambeau que la tubérosité postérieure du talon et une partie du périoste. Le tibia et le péroné furent enfin sciés horizontalement au-dessus des malléoles, après avoir eu soin de les dégager de leur périoste.

Gros tube de drainage dans l'angle postérieur de la plaie. Réunion calcanéo-tibiale au moyen de gros fil de catgut. Suture de la plaie cutanée à l'aide de fils de soie. Plaie laissée à découvert et désinfectée soigneusement, plusieurs fois par jour, avec une solution d'acide phénique au 5 0/0. Talon soutenu avec de la gaze repliée que maintiennent quelques tours de bande. On prévint ainsi le mouvement de bascule que la pesanteur du talon eût pu imprimer au moignon, ce qui eût compromis le succès de la réunion primitive de la peau.

Tout alla pour le mieux ; le cinquième jour après l'opération, on enleva toutes les sutures cutanées et on constata la réunion de la peau par première intention. Le huitième jour, application d'un bandage plâtré, percé de trous, par lesquels s'engageaient les extrémités du drain. A ce moment, le blessé dut subir un transport de 50 kilomètres, de Gabroff à Tirnoff, dans un pays très montagneux.

Pendant la route, le malade était placé sur une litière réglementaire à ressorts. Nous ignorons combien de temps ce blessé resta à l'hôpital de Tirnoff, mais sept mois plus tard, en mars 1878, faisant avec le bateau à vapeur, le trajet d'Odessa à Nicolaïeff, ce blessé nous reconnut et nous montra son pied. Non seulement il marchait librement, sans bâton, mais il courait même sur le pont du bateau à vapeur en montrant à ses compagnons qu'il était capable de devancer un soldat bien portant. Il chaussait un bas ordinaire en cuir, garni à l'intérieur d'un petit coussin mou. En examinant son moignon, nous eûmes beaucoup de peine à croire à une soudure si parfaite des os. Il était régulièrement arrondi, et sa surface inférieure recouverte d'une peau épaisse. La cicatrice cutanée, linéaire, rosée, répondait à sa partie antéro-postérieure. Le talon n'avait aucune tendance à s'incliner en arrière et il n'y avait aucune douleur pendant la marche.

Nous croyons bon de faire remarquer ici, que, dans nos opérations ostéoplastiques, nous laissions toujours intact, non seulement le tendon d'Achille, mais que nous nous gardions bien d'ouvrir la bourse séreuse rétro-calcanéenne située en avant de ce tendon.

Obs. II. — Jean Fedorenko, blessé par une balle, le 18 juillet 1877, sous Plewna, transporté à l'ambulance militaire provisoire n° 50, à Sistoff. La forme de la blessure avait beaucoup de ressemblance avec celle du cas précédent ; mais ce malade n'avait de brisé que l'astragale. Le calcanéum ne nous semblait pas avoir été touché par le projectile.

La plaie était dirigée d'avant en arrière. Près de l'ouverture de sortie, la gaîne du tendon d'Achille avait été blessée, sa lésion répondait à trois travers de doigts de l'insertion tendineuse.

Incision de Pirogoff. Ici, nous sciâmes avec une scie étroite le calcanéum, très obliquement d'arrière en avant et de haut en bas, du rebord de la surface astragalo-calcanéenne postérieure à la surface cuboïdienne. Les deux malléoles furent également sciées obliquement, mais en sens contraire, d'avant en arrière. La coaptation fut facile et parfaite ; nous la maintînmes à l'aide d'une suture osseuse au catgut.

Au début, le malade alla mal. Il avait la fièvre, quelquefois, sa température montait à 40°. On fut obligé de pratiquer plusieurs fois l'incision de collections purulentes de la partie postérieure de la jambe, étendues dans la direction des fléchisseurs. Plus tard, l'immobilisation à l'aide d'un appareil inamovible plâtré du moignon et de la jambe jusqu'au genou, les lavages fréquents de la plaie avec une solution d'acide phénique par les trous percés dans l'appareil, amenèrent une amélioration sensible dans son état.

Le 13 octobre (41e jour après l'opération), nous dûmes, quitter Sistoff et notre blessé. La plaie cutanée se cicatrisait par seconde intention. Les angles de la plaie étaient encore occupés par les drains qui donnaient issue à un pus épais, jaune, louable. Les plaies résultant d'incisions des collections purulentes de la jambe étaient granuleuses et on voie de cicatrisation. Le calcanéum greffé paraissait s'être complètement soudé avec la surface correspondante du tibia. Les pressions antéro-postérieures et latérales le laissaient immobiles. Ces pressions ne causaient point de douleur au blessé.

En avril 1878 (7e mois après l'opération), nous reçûmes une lettre d'un de nos collègues de Krementchug. Il nous informait que Jean Fedorenko « était complètement guéri et qu'il marchait très bien. »

Obs. III. — Un artilleur blessé par les éclats d'une

grenade qui frappèrent son pied gauche, fut transporté à l'hôpital de Sistoff. Son pied était complètement broyé. L'articulation tibio-tarsienne était intacte, mais les tissus mous et la partie antérieure du squelette du pied, jusqu'à l'interligne de Chopart, étaient fortement broyés.

Dans ce cas, nous crûmes devoir pratiquer une amputation ostéoplastique de la jambe.

Même procédé opératoire que dans le premier cas. Le calcanéum étant sain, il devenait inutile de le ruginer. Même traitement que dans les cas précédents. Talon soutenu à l'aide de quelques tours de bande et désinfection rigoureuse de la plaie laissée presque à découvert.

Trois jours après l'opération, le lambeau greffé du talon noircit. La gangrène, qui apparut d'abord près des bords de la plaie, se propagea rapidement sur la jambe. Nous enlevâmes sur le champ nos sutures, mais sans résultat. Le malade mourut de septicémie.

La cause de cette gangrène fut en vain recherchée à l'autopsie. L'artère tibiale postérieure n'avait point été lésée. Pendant l'opération, nous l'avions vue battre d'une façon très distincte près de la malléole interne. Le lambeau calcanéen ne pouvait non plus exercer de pressions sur les parties postérieures du moignon, puisqu'il nous avait été très facile de le rabattre. Nous croyons donc que la septicémie doit être considérée comme l'unique cause de la gangrène du lambeau. Ce qui nous confirme dans cette opinion, c'est que la même salle contenait un autre malade à qui nous avions fait la résection du genou d'après le procédé de Moreau. Il alla très bien pendant les dix jours qui suivirent l'opération ; après ce temps, la gangrène de la peau se déclara au-dessus de la rotule, se propagea en haut sur la cuisse, et produisit l'infection générale de l'organisme.

Obs. IV. — Au mois d'août 1877, arriva dans la même ambulance militaire provisoire n° 50, un soldat chez lequel une balle avait traversé l'articulation tibio-tarsienne droite, de dehors en dedans, et brisé les deux malléoles. A notre premier examen, nous pûmes constater une arthrite purulente de l'articulation blessée, une lésion des articulations calcanéo-astragalienne et calcanéo-cuboïdienne. Ce blessé avait beaucoup de fièvre. Nous drainons immédiatement toute la région des articulations tibio-tarsienne et tarso-métatarsienne, enlevons les esquilles et simplifions la plaie. Cette intervention n'amena aucun résultat.

Craignant alors que notre blessé ne succombât à la pyémie, nous nous décidons à pratiquer la résection.

Après avoir fait deux incisions latérales suivant l'axe des malléoles, nous introduisons le doigt dans l'articulation. L'astragale étant complètement séparée de ses attaches aux os voisins, nous renonçons alors à la résection pour recourir à l'amputation ostéoplastique.

En effet, contrairement à l'opinion de Hueter, qui admet que l'ablation de l'astragale ne constitue pas une contre-indication à la résection, l'expérience de la guerre serbe de 1876 nous avait démontré que, dans ces cas, on obtient parfois une articulation *ballante*, qui rend le pied inapte à ses fonctions. Faire ici cette opération à résultat douteux, et exposer notre blessé, déjà épuisé, à une suppuration de longue durée, nous semblait bien moins rationnel que de pratiquer l'amputation ostéoplastique. Nous nous décidâmes donc pour cette dernière opération.

La dissection de notre lambeau dorsal curviligne nous fit constater une altération des os de la jambe, remontant au-dessus de la base des malléoles : le tibia et le péroné furent sciés à deux pouces au-dessus de ces saillies, et bien horizontalement. Le calcanéum fut ensuite coupé d'arrière en avant et horizontalement, comme le recommande M. le professeur Le Fort. Nous croyons nécessaire d'insister ici sur un petit détail de la manœuvre opératoire : La marche d'arrière en avant de la scie à lame étroite de Langenbeck (L. Le Fort), nous semblant pénible, et nous exposant à blesser le tendon et les parties molles du talon, nous crûmes devoir abandonner cette façon de procéder. L'astragale extirpée, nous fîmes saisir par un aide le calcalcanéum, avec un davier à résection, et, avec la scie à chaîne, nous détâchames la surface supérieure du calcanéum jusqu'au cuboïde. Pour terminer l'opération, un lambeau, d'une longueur suffisante, fut taillé sur le talon. Avec ce procédé, la surface sciée des os de la jambe était deux fois environ moins étendue que la surface correspondante du calcanéum. Nous ne pûmes alors fixer les os par la suture aussi bien que dans les cas précédents. Un gros drain fut placé dans la profondeur de la plaie et nous réunîmes les lèvres de la section cutanée. Ce cas marcha très mal. Bientôt les sutures superficielles tombèrent ; du pus en abondance s'interposa entre les os greffés et empêcha leur adhésion rapide. Il nous fallut employer des bandes de diachylon pour soutenir le calcanéum et maintenir en contact les lèvres de la plaie.

Vers la fin de la 5e semaine après l'opération, nous dûmes

quitter le blessé que nous laissâmes dans l'état suivant les bords de la plaie cutanée étaient couverts de granulations de belle nature; par les angles de cette plaie, où se trouvaient encore des drains, sortait en grande quantité un pus épais et bien lié. Le calcanéum n'était pas soudé aux os de la jambe sur lesquels il restait mobile. Quant à l'état général du blessé, il était satisfaisant. Six mois après l'opération; nous pûmes examiner ce blessé à l'ambulance militaire provisoire de Nicolaïef. Il nous apprit que sa plaie avait suppuré pendant deux mois. Un fait qui nous frappa, c'est qu'il ne se servait point de sa jambe droite. Il béquillait.Cette jambe était fléchie sur la cuisse: quand il cherchait à s'appuyer sur le pied droit, il ressentait des douleurs dans la cicatrice, perdait l'équilibre et tombait. Un examen attentif nous démontra que l'extrémité du tibia s'était soudée avec l'extrémité antérieure du calcanéum, et que la partie postérieure de ce dernier os avait basculé en haut, forçant le blessé à s'appuyer seulement sur les angles et le bord inférieur de l'os. La jambe droite était de 8 centimètres plus courte que la gauche. Dans cette ambulance, on avait essayé d'appliquer un appareil prothétique, mais le blessé avait préféré s'aider de béquilles.

OBS. V et VI.— Au mois de décembre 1877, plusieurs soldats furent transportés à l'ambulance militaire provisoire n° 69, installée dans le village de Bagotte, près de Plewna. La plupart d'entre eux avaient les pieds gelés. Nous dûmes très souvent recourir sur eux à divers procédés d'amputations particlles du pied : Lisfranc, Chopart, etc. Nous pratiquâmes,pour notre part,trois fois sur ces blessés l'amputation ostéoplastique de la jambe.Deux fois, le procédé de M. L. Le Fort fut employé et nous sciâmes le calcanéum horizontalement. Malheureusement, ces deux blessés succombèrent : l'un d'eux mourut à la fin de la 2ᵉ semaine, et l'autre peu après l'opération.

Les recherches anatomo-pathologiques nous ont convaincu que, à la suite de l'opération d'après le procédé de M. Le Fort, le calcanéum a une grande tendance à se déplacer en arrière, car les deux surfaces osseuses sciées (tibia et calcanéum) ne se touchent pas intimement; l'extrémité du tibia appuie contre la partie antérieure du calcanéum; en outre, la surface antérieure cartilagineuse du calcanéum maintient la suppuration du moignon,et empêche la peau de se cicatriser par première intention. Enfin, malgré tous nos efforts pour scier le calcanéum *tout à fait* horizontalement, nous devons avouer que nous ne pûmes y parvenir. Nous obtînmes toujours une surface plus ou moins inclinée d'arrière en avant et de haut en bas ; et nous attribuons cette irrégularité de la section à l'insertion du tendon d'Achille qui empêchait l'introduction et la marche de la scie, forçait le chirurgien à incliner toujours le calcanéum en bas pendant l'opération. Ce n'est pas tout, après l'opération, cet os, en raison de sa face plantaire, subit forcément un mouvement de bascule, qui accentue encore l'obliquité de sa surface de section.

Obs. VII.—On transporta dans le même hôpital un soldat dont les deux pieds étaient gelés. A gauche, presque tout le pied était mortifié ; à droite, la mortification remontait jusqu'au-dessus des malléoles. La ligne de démarcation était bien dessinée : elle présentait, sur le pied gauche, la direction suivante : sur les faces dorsale et plantaire du pied, elle arrivait presque jusqu'à l'articulation de Chopart : en dehors, elle aboutissait à la malléole externe et arrivait presque jusqu'à l'insertion du tendon d'Achille : elle atteignait la face plantaire du pied au niveau de l'interligne médio-tarsien. Comme il s'agissait, dans le cas présent, d'une amputation double, nous avouons que nous ne nous décidâmes pas bien volontiers à couper les deux jambes. Nous fîmes l'amputation ostéoplastique de l'extrémité gauche, mais d'après un procédé qui, croyons-nous, n'a pas encore été employé jusqu'ici. Nous utilisâmes le mode opératoire de Malgaigne pour la sous-astragalienne.

Sur le dos du pied, en avant de l'articulation de Chopart, nous pratiquâmes une incision courbe à convexité antérieure qui fut portée, en dehors, jusqu'à la partie la plus reculée de la face externe du calcanéum. Sous la plante, fut tracée une incision, répondant à l'axe du pied, qui, en arrière, vint rejoindre l'incision externe. La désarticulation fut faite dans l'interligne tibio-tarsien. L'astragale et la partie externe du calcanéum étaient nécrosés.

Le premier os fut extirpé, puis le calcanéum séparé du cuboïde, l'avant-pied fut achevé d'enlever, les deux malléoles sciées, et nous nous mîmes en devoir de faire l'ablation de la portion mortifiée du calcanéum.

Pour cela, l'aide mettant la face externe de l'os bien à découvert, nous saisîmes la partie externe avec un davier, et, avec une scie étroite, nous le coupâmes verticalement de haut en bas, suivant un plan parallèle à son axe antéro-postérieur. Un peu plus d'un centimètre de l'os fut ainsi enlevé. Cela fait, nous fîmes exécuter au lambeau ostéocutané un mouvement de torsion, nous mîmes en rapport la surface sectionnée du tibia et la surface externe du cal-

canéum, et les lèvres de la plaie furent réunies par une suture simple, bien que le tendon d'Achille, conservé à ses
insertions, eût été retourné sur lui-même, et qu'à la rigueur
on eût pu craindre qu'il ne vînt renverser le calcanéum et
compromettre l'union des os.

Ce malade ne fut soigné par nous que peu de temps. Vers
le mois de janvier 1878, nous fûmes appelé à Adrianopol, et
nous dûmes le laisser dans une ambulance de la redoute
Grivitz. Nous ne pûmes savoir ce qu'est devenu cet homme,
et si nous en avons parlé ici, c'est seulement pour mentionner une modification opératoire que la nécessité nous avait
imposée.

Obs. VIII. — Au mois de février 1878, nos troupes ayant
occupé Adrianopol, on y dirigeait tous les malades et blessés qui se trouvaient au delà des Balkans. Nous y vîmes un
charretier qui, en transportant des vivres pour l'armée, avait
eu un pied gelé. Cet homme était un paysan de la petite
Russie, entre les deux âges. Malgré une congétation de tout
l'avant-pied et d'une partie du talon, il parcourut le chemin compris entre les Balkans et la ville de Sophia. C'est
de cette ville qu'on le dirigea sur l'hôpital de division d'Adrianopol.

Au premier examen, nous fûmes frappés de la perte presque complète de toute la partie du pied antérieure à l'interligne de Lisfranc. Les orteils et les métatarsiens s'étaient
séparés d'eux-mêmes ; à leur place, on trouvait une belle
surface granuleuse. Dans ce cas, nous ne pouvions songer
à nous adresser à l'opération de Chopart, la peau de la
plante étant mortifiée presque jusqu'au talon ; il ne nous
restait plus qu'à choisir entre l'amputation ordinaire du
pied et l'amputation ostéoplastique de la jambe ; la préférence fut donnée à cette dernière.

Incisions du procédé classique de Pirogoff. Désarticulation, section de la surface cartilagineuse de la jambe suivant
une direction oblique d'avant en arrière : section également
oblique du calcanéum avec une scie ordinaire. Sutures osseuses. Possédant à Adrianopol les pièces du pansement
de Lister, nous en fîmes l'application sur ce blessé. Il n'y
eut pas de fièvre. Les premiers jours, on fut obligé de changer souvent le bandage antiseptique. Neuf jours après l'opération, nous pûmes enlever à la fois toutes les sutures et
le drain. Bientôt après, nous dûmes partir et confier ce malade aux soins de nos collègues.

Le 15 juillet de la même année, allant de Pétersbourg à
St-Stéphano par Odessa, nous retrouvâmes notre opéré

à l'hôpital de quarantaine de cette dernière ville : sa plaie était complètement guérie. Le moignon n'était pas douloureux. Il était coiffé d'une peau épaisse ; le calcanéum greffé était complètement soudé au tibia.

L'opéré marchait librement, en s'aidant toutefois d'une canne. Nous devons dire qu'il appuyait son moignon avec beaucoup de précaution sur le sol, par crainte de perdre l'équilibre.

Avant de résumer nos propres observations, nous croyons nécessaire d'exposer, en peu de mots, les arguments en vertu desquels quelques chirurgiens ont renoncé à l'amputation ostéoplastique de la jambe.

Lorsque, en 1852, le chirurgien russe Nicolas Pirogoff proposa de remplacer la désarticulation du pied (d'après le procédé Syme) par l'amputation ostéoplastiqne de la jambe, qu'il appela « le prolongement ostéoplastique des os de la jambe après la désarticulation du pied, » la littérature médicale présenta beaucoup d'objections contre l'adoption de cette nouvelle idée dans la chirurgie opératoire.

Toutes ces objections se réduisent aux 5 points suivants :

A. On doutait que le calcanéum pût se souder avec la surface sciée du tibia. — B. On disait que la technique de l'opération de Pirogoff était très compliquée et par cela inaccessible à un chirurgien peu expert. — C. On affirmait que le moignon obtenu par l'amputation ostéoplastique de la jambe était peu praticabe. — D. On craignait qu'après avoir scié le calcanéumlil ne restât dans la plaie une partie suspecte de l'os et qu'il ne se produisît, par conséquent, une récidive de la maladie des os. — E. Les chirurgiens américains renonçaient à l'amputation ostéoplastique, parce que le moignon qui en résultait devait présenter beaucoup de difficulté à l'application d'un appareil prothétique.

A. — Par rapport au premier point, nous ne croyons pas que la crainte de ne pas voir s'établir la soudure des

deux os sciés, puisse être une cause qui doive faire renon
cer les chirurgiens français à l'ostéoplastie, surtout après
les travaux si bien étudiés du professeur Ollier (1) sur la
croissance et le développement des os, travaux qu'il
appuya par diverses observations cliniques. Il s'exprime
ainsi dans son ouvrage : « Nous avons vu, dans la partie
expérimentale, que le calcanéum se reproduit d'une manière très remarquable pour l'accomplissement des fonctions du pied chez le chien et chez le lapin; chez
l'homme, on aura des résultats aussi satisfaisants (*Loc.
citat.*, p. 271). » Grâce aux études de ce savant chirurgien, la question de l'ostéoplastie ne cesse pas d'être
chez nous, en Russie, l'objet d'observations scientifiques.
Le D'N. Yakimovith (2) a publié encore tout récemment
une série d'expériences, qui prouvent que les fragments
d'os privés de leurs parties molles et de leur périoste, séparés de l'os tubulaire et de nouveau mis à leur place,
se soudent complètement.

Si nous nous tournons maintenant vers la littérature
étrangère, il ne sera guère difficile de trouver plusieurs
cas d'amputation ostéoplastique de la jambe, où, longtemps après l'opération, il a été fait un examen micros-
copique précis qui a démontré la soudure complète des
os. Ainsi, Linhart (3) dit qu'après avoir examiné le moignon d'un paysan, mort trois ans après l'opération ostéoplastique de la jambe, il trouva que la soudure des
os était complète, les lamelles oseusses paraissaient être,
en cet endroit, plus épaisses et plus nombreuses, les ca-
naux médullaires plus étroits et moins nombreux que
dans les autres parties de l'os.

Nous voyons également que le chirurgien anglais
Lowe (*Lancet*, 1866, Febr. 10) pratiqua l'amputation
ostéoplastique de la jambe après avoir d'abord râclé toute
la partie carieuse de l'os, de sorte qu'il ne restait que la
capsule composée du périoste et d'une petite couche d'un
tissu compacte. Néanmoins, la guérison arriva par pre-

(1) Ollier. — *Traité expérimental et clinique de la régénération
des os*. Paris, 1867.

(2) In Gazette Médicale. « *Wralch* », publiée sous la direction du
professeur de Manassein, 1880, n° 29

(3) *Würzburger medecin. Zeitschrift*, 1863, page 213, fig. 5.

— 15 —

mière intention, la capsule osseuse s'était remplie d'un
tissu compacte et formait un appui très commode pour
le pied.

Nous ne voulons pas fatiguer le lecteur en citant encore plusieurs exemples semblables. On les trouvera
d'ailleurs très bien recueillis dans l'ouvrage du Dr Max
Schede (1) (*Ueber partielle Fussamputationen*).

B. —En ce qui concerne le second point, il nous suffira
de citer les paroles de M. le professeur Verneuil pour
convaincre tous les chirurgiens qu'il y a utilité à faire
cette opération, ainsi que le prescrit Pirogoff. M. Verneuil
s'exprime ainsi : « J'ai répété à l'amphithéâtre le procédé
de M. Pirogoff, et je dois reconnaître que la manœuvre
est incontestablement plus rapide et plus facile que lorsqu'on est obligé de détacher les parties molles du calcanéum » (2).

Nous croyons devoir exposer, dès à présent, les divers
procédés qui ont été proposés par les auteurs pour l'amputation ostéoplastique de la jambe.

Quelques chirurgiens, ayant fait remarquer qu'en
sciant perpendiculairement le calcanéum, ainsi que le
conseillait au commencement M. Pirogoff, il était quelquefois difficile de rabattre l'os transplanté sur la surface sciée de la jambe, M. Guenter (3) proposait, dès
1853, d'introduire comme règle générale qu'on devait
scier le calcanéum obliquement.

M. Pirogoff fit son profit de cette remarque, et, dans
son ouvrage publié en russe, en 1852, il dit que la tension du tendon d'Achille est produite : a) parce que le
calcanéum a été scié trop perpendiculairement, ou
b) parce que le tibia n'a pas été suffisamment scié. Par
conséquent, il conseille de scier le calcanéum obliquement, lorsqu'il n'y a pas de danger de laisser dans le
moignon la partie affectée de l'os.

---

(1) *Sammlung klinischer Vorträge hevausgegeben von* Prof.
Volkmann, nᵒˢ 72-73.

(2) Verneuil.— *Mémoires de Chirurgie,* t. II, *Amputations.* Paris,
1880, page 671.

(3) *Leitfaden zu den Operationen am menchlichen Kœuper.*
1 Theil. p. 137; et, du même auteur: *Lehre von den blutigen Operationen.* Leipzig, 1853, page 51.

M. Busk (1), dans l'amputation ostéoplastique de la jambe, s'occupe beaucoup de la direction dans laquelle le calcanéum doit être scié. Il prescrit de laisser la plus grande partie possible du calcanéum, en éloignant seulement la surface articulaire. Dans ce but, M. Busk place la scie près du bord postérieur de la surface articulaire du calcanéum, et scie obliquement en bas jusqu'au cuboïde. Ce procédé présente les avantages suivants : a) la partie d'os transplantée touche par une surface plus grande la surface sciée de la jambe ; b) on évite la tension du tendon d'Achille ; c) le lambeau cutané n'est pas tordu si fortement que dans le procédé de Pirogoff ; d) la partie de la tubérosité calcanéenne, qui, dans les conditions normales, touche la terre, conserve le même point d'appui.

Nous ne voulons pas examiner les arguments de M. Busk parce qu'ils sont, comme on pourra le voir, presque les mêmes que ceux de M. Le Fort, qui proposa un procédé spécial pour l'amputation ostéoplastique de la jambe, procédé qui porte son nom dans les manuels modernes de chirurgie opératoire.

MM. Schultz, Watson, Pirrie, proposent de commencer l'opération de Pirogoff par le sciage du calcanéum, de bas en haut, après avoir séparé préalablement le lambeau cutané du talon. Ils terminent l'opération par une incision circulaire entre les malléoles et ils les scient sans ouvrir l'articulation tibio-tarsienne ; les auteurs mentionnés croient faciliter par là la technique de l'opération. Un chirurgien russe, M. le Dr E. Pelikan, proposait aussi un procédé de l'amputation ostéoplastique de la jambe, par lequel on n'avait pas besoin d'ouvrir l'articulation tibio-tarsienne. Mais, précisément, cette dernière condition — de ne pas ouvrir l'articulation — présentait un inconvénient grave sous le rapport du diagnostic : il est, en effet, très difficile à l'opérateur de reconnaître jusqu'à quelle profondeur le calcanéum est affecté, et, par conséquent, il ne peut pas savoir quelle longueur il en faut scier.

---

(1) *Hancock a course of lectures on the anatomy and surgery of the human foot* in *The Lancet*, 1866, t. II, p. 116.

M. Bruns (1) dit que c'est son père qui conseillait encore de scier le calcanéum dans la direction horizontale ; pour lui, il propose une modification spéciale : afin que l'os transplanté ne se déplace pas, il scie dans le calcanéum une partie arquée d'os, de manière que ce calcanéum possède une cavité en forme de fossette ou de petit canot, ensuite, à l'aide de la scie, il arrondit l'extrémité inférieure du tibia ; et il l'introduit dans l'enfoncement du calcanéum. Nous nous permettons de faire remarquer à propos de ce procédé, d'abord que l'auteur lui-même en dit : « Ce procédé n'est bon que dans les cas où tout le calcanéum ou du moins sa surface articulaire est tout à fait saine, tandis que le procédé de Pirogoff exige seulement que la tubérosité postérieure du calcanéum soit intacte. (2) » Ensuite, et cela résulte de nombreuses expériences sur le cadavre dans lesquelles nous avons essayé de pratiquer ce procédé, que le chirurgien doit posséder l'habileté du tourneur pour scier dans le calcanéum une surface aussi sphérique que celle qu'on obtient après avoir arrondi l'extrémité du tibia. La technique de ce procédé est d'une exécution extrêmement difficile, et, jusqu'à présent, elle n'a pas trouvé son application, ni entre les mains des chirurgiens allemands, ni entre celles des chirurgiens russes.

Nous ne nous sommes arrêté sur ce procédé que parce que, dans le manuel du Dr Esmarch, traduit dernièrement en français (3), il est décrit à côté des autres procédés de l'amputation ostéoplastique de la jambe, qui sont, d'après l'opinion de l'auteur, d'une facile application dans la chirurgie de guerre.

Enfin, la dernière modification de l'opération de Pirogoff appartient à un chirurgien français, du plus grand mérite, M. le professeur Le Fort. Nous devons parler de ce procédé plus longuement que de tous les précédents, parce que, d'abord, nous avons plusieurs fois opéré d'après ce procédé, que nous l'avons également vu

---

(1) *Archiv. v. Langenbeck*, 1876, p. 655.
(2) *Loc. cit.* p. 656.
(3) Dr Esmarch. – *Chirurgie de guerre*, traduit par le Dr Rouge (de Lausanne), 1879.

employer par divers chirurgiens russes ; et ensuite parce que les chirurgiens français le connaissent mieux.

M. Le Fort, après avoir publié l'ouvrage classique de M. le professeur Malgaigne, *Manuel de médecine opératoire*, en 1874, décrit le nouveau procédé de l'amputation ostéoplastique de la jambe. Son procédé présenterait les avantages suivants sur celui de Pirogoff :

a) « Donner comme base de sustention le talon normal avec sa peau intacte, et avec les apophyses du calcanéum qui sont le véritable point d'appui ; — *b*) ensuite éviter tout tiraillement sur le tendon d'Achille et toute tendance au déplacement ultérieur du lambeau ; — *c*) respecter le tendon d'Achille et les muscles gastrocnémiens ; — *d*) éviter dans l'opération la blessure de la tibiale postérieure (1). »

Nos lecteurs connaissent tous, d'après le manuel de Malgaigne, le procédé employé par M. Le Fort. Dans nos observations IV, V et VI nous avons d'ailleurs décrit, en peu de mots, les principales manœuvres techniques de cette opération, il est donc inutile de la décrire. Nous croyons cependant devoir ajouter que le procédé de M. Le Fort ne présente rien de nouveau, et voici les raisons qui nous conduisent à formuler cette opinion : M. Le Fort ne fait pas seulement une incision cutanée immédiatement au-dessus des malléoles, mais deux incisions, l'une en avant de la malléolle interne et l'autre en arrière de la malléole externe. L'auteur agit ainsi pour respecter le tendon d'Achille et les gastrocnémiens. M. Le Fort ignorait sans doute qu'un des élèves de Pirogoff, le regretté professeur Chimanowsky (2) disait encore en 1866, que, dans l'amputation ostéoplastique de la jambe, il fallait commencer l'incision de la peau en avant de la malléole interne et la terminer derrière l'externe. Si M. Le Fort ne connaissait pas les ouvrages du chirurgien russe, il aurait pu cependant entendre dire à M. Verneuil :

« Voici comme M. Pirogoff opère : une incision partie

---

(1) *Loc. cit.*, p. 619.
(2) *Archiv. de Langenbeck*, t. I, 1866.

de la malléolle externe descend verticalement sur le bord externe du pied, traverse d'un côté à l'autre la face plantaire, et remonte pour se terminer à deux lignes *au-devant* de la malléole interne. »

Remarquons que ces paroles ont été prononcées par M. Verneuil en 1857 et publiées dans les « *Mémoires de la Société de chirurgie*, t. IV. p. 411. »

M. Le Fort ajoute qu'il tâche de conserver l'insertion du tendon d'Achille ; mais est-ce que Pirogoff prescrivait de la couper ? Au contraire, il disait toujours d'épargner ce tendon et sa gaîne. « Ainsi, dit Pirogoff (1), voici les avantages de mon opération : 1° le commencement du tendon d'Achille reste intact, et on évite par là toutes les complications résultant de la coupure de ce tendon ; 2° on peut donner au lambeau inférieur une direction légèrement oblique pour y laisser un fragment plus grand du calcanéum. » Nous devons encore ajouter que dans le procédé de M. Le Fort il faut *volens nolens* pétrir le tendon d'Achille, parce que la scie, placée au-devant du tendon, pendant le sciage du calcanéum, ne peut épargner la gaîne et la bourse séreuse rétro-calcanéenne. Voilà pourquoi, ainsi que cela s'est présenté dans l'observation IV, il peut se produire dans le cours de la maladie des fusées purulentes sur la gaîne du tendon de la jambe.

Enfin, pour prévenir la tension de ce tendon et surtout pour que l'opéré puisse s'appuyer sur tout le talon et non sur un seul point, M. Le Fort insiste sur la nécessité de scier le calcanéum *horizontalement*. Cette idée, elle aussi, n'est pas nouvelle, c'est encore l'anglais Busk, que nous avons cité plus haut, qui proposait ce procédé en 1866, et s'il n'a pas trouvé jusqu'à présent son application dans les mains des chirurgiens civils ou militaires, c'est seulement parce que cette proposition faisait perdre toute sa valeur à l'amputation ostéoplastique de la jambe. En effet, pour qu'on puisse scier seulement la surface cartilagineuse du calcanéum, il est nécessaire que l'os soit tout à fait sain, ainsi que l'a fait très justement remarquer un chirurgien français éminent, M.

---

(1) *Klinische chirurgie.* Leipzig, Heft I, p. 7.

Tillaux, dans son *Traité d'Anatomie topographique* (Paris, 1879, p. 1023), où il dit ce qui suit : « M. Le Fort a repris ce procédé (de Pirogoff) en lui faisant subir quelques modifications et en a obtenu de brillants résultats. *Mais il faut pour cela un calcanéum absolument sain, sinon les malades sont exposés à une suppuration et à des fistules interminables.* » Et si le calcanéum est sain, on n'a pas d'indications rigoureuses en faveur de l'amputation ostéoplastique ; la résection de l'articulation tibio-tarsienne donnera toujours, dans ces cas, un meilleur résultat et conservera le pied.

Mais ce qui nous a étonné le plus, c'est que M. Le Fort, qui n'aurait fait lui-même aucune opération de Pirogoff, — du moins, il ne le dit pas, — ait pu écrire ce qui suit : « Or, dans l'amputation de Pirogoff, c'est la face postérieure du talon qui devient le point d'appui, cela seul suffit pour ôter presque toute sa valeur à cette amputation (1). »

En outre, pour ce qui est des difficultés techniques de l'opération d'après le procédé de M. LeFort, nos lecteurs pourront voir l'affirmation de nos paroles dans les indications de l'auteur lui-même qui écrit : « Toutefois, on s'expose un peu plus à faire sur le calcanéum une section oblique dans le genre de celle de Sédillot. C'est par le *premier* procédé que j'ai fait mon opération, mais peut-être *le second est-il en définitive plus facile et plus rapide* (2). »

Nous avons dit qu'il ne dépendait pas de la volonté du chirurgien ou de son expérience de scier obliquement et non horizontalement pendant les manœuvres opératoires, et nous en donnerons une nouvelle preuve par le fait suivant.

Le 12 mai 1880, nous avons eu le plaisir d'assister au cours de M. le Dr Nélaton, prosecteur à l'Ecole pratique de Paris, qui portait ce jour-là sur l'amputation ostéoplastique d'après le procédé LeFort Les manœuvres techniques du Dr Nélaton prouvent qu'il a déjà une grande habitude de cette opération, parce qu'il s'y exerçait beaucoup ; et ce-

---

(1) Malgaigne. — *Manuel de Médecine opératoire*, édition Léon Le Fort. Paris, 1874, p. 617.

(2) *Loc. cit.* p. 621.

pendant, quand il en a fait la démonstration à l'amphi-
thétâre, nous fîmes, après le cours, observer à notre
respectable collègue que la surface de la section n'était
pas horizontale, mais inclinée. M. le D Nélaton nous a
répondu par modestie que c'était de sa faute, c'est à
dire qu'il avait mal scié; et il proposa à un chirurgien
qui assistait à notre entretien de scier l'autre extrémité;
celui-ci l'a fait avec beaucoup de précaution, mais il est
arrivé au même résultat, c'est à dire que le calcanéum
était scié obliquement d'arrière en avant.

En résumant ainsi tout ce que nous avons dit par rapport aux perfectionnements de l'amputation ostéoplastique
de la jambe, nous devons en conclure, ou que les auteurs
de ces nouveaux procédés ne connaissaient pas assez les
ouvrages de Pirogoff, ou qu'ils manquaient d'occasion
de se convaincre que le procédé de l'opération proposé
par Pirogoff est facile et pratique. C'est ce que prouve-
raient les paroles de M. Delorme, qui s'exprime ainsi dans
son excellent article « Pied »(1): «Le procédé de Pirogoff
n'est pas encore entré dans la pratique française. C'est
surtout en Russie, en Angleterre et en Allemagne qu'il
est employé. »

C. Mais l'objection la plus sérieuse contre l'amputation
ostéoplastique de la jambe, c'est la crainte qu'on a ma-
nifestée, d'obtenir un moignon impropre à la fonction de
l'extrémité. Cette question ne peut être évidemment ré-
solue que par le temps et par les données statistiques
exactes. Autant que nous ayons pu connaître l'école
française de chirurgie, il nous semble que, plus que les
autres, elle déduit ses résultats des données statistiques
rigoureusement scientifiques et que, dans la résolution
de pareilles questions, les savants français ne s'arrêtent
jamais devant la sympathie nationale. Ainsi par exemple
U. Bouvier (2) en 1860, posa devant la Société chirurgicale de Paris la question de l'appréciation critique de
l'amputation de Chopart; après avoir recueilli dans la
littérature française un grand nombre de cas opérés d'a-

---

(1) *Nouveau Dictionnaire de Médecine et de Chirurgie pratiques.* Edition sous la rédaction du D Jaccoud, p. 815. Paris, 1880.
(2) *Gazette des Hôpitaux*, 1860, p. 74.

près ce procédé, il prouva que le membre est impropre à sa fonction. Egalement M. Verneuil, dans son dernier ouvrage, assigne la première place aux données statistiques dans les déductions pratiques. Mais si la littérature médicale française manque jusqu'à présent de critériums justes pour apprécier l'amputation ostéoplastique de la jambe, ce n'est que parce que les chirurgiens français faisaient, à notre grand regret, rarement l'application de cette opération dans leur riche pratique chirurgicale. On peut citer comme une exception l'ouvrage du chirurgien militaire français, M. Pasquier, qui, dans son article intitulé : « *Considérations sur l'amputation tibio-tarsienne par le procédé de Pirogoff* (1) » recueillit 77 cas d'amputation ostéoplastique de la jambe. Le lecteur peut déjà juger en partie combien la chirurgie française perd en renonçant tout à fait à l'opération ostéoplastique de la jambe.

Nous pourrions présenter une statistique très riche et très instructive de cette opération en nous fondant sur les auteurs russes, mais nous n'avons ici, à Paris, aucun document pour la faire. Cependant, si nous considérons la statistique des auteurs étrangers, nous pourrons citer les données suivantes concernant l'issue de l'opération ostéoplastique de la jambe d'après Pirogoff. Le Dr Max Schede cite 186 opérés dont 164 sont guéris et 22 sont morts, c'est à dire que le chiffre de la mortalité égale 11, 8 0/0; parmi ceux qui sont guéris 13 marchaient évidemment mal : 3 ont eu de la mortification du talon; 7 cas ont demandé l'amputation ultérieure de la jambe ; deux ne sont pas guéris complètement, et un seulement avait le moignon tout à fait guéri et impropre à l'usage (2). Par conséquent, l'inutilité du moignon après l'opération de Pirogoff est un phénomène bien rare, et nous doutons que M. LeFort ait eu le droit d'affirmer que cette seule circonstance ôte toute la valeur à l'opération de Pirogoff.

---

(1) *Recueil de Mémoires de médecine, de clinique et de pharmacie militaires*. Paris 1875, page 107.
(2) *Ueber partielle Fussamputationen. Sammlung Klinischer Vortræge*, von Richard Volkmann, n° 73.

D. En ce qui concerne les autres mauvais résultats ou
la récidive ultérieure de la maladie du calcanéum on ne
les observait fréquemment qu'à la fin de la 6me dizaine et
au commencement de la 7me, lorsque l'on commença à
pratiquer l'opération de Pirogoff. Alors, les médecins ne
connaissaient pas encore bien le processus anatomo-pa-
thologique de la maladie des os, ni les phénomènes his-
tologiques qui se passaient dans les os pendant la soudure des deux surfaces sciées, et laissaient assez souvent,
dans le calcanéum la partie cariée de l'os, ou bien ils
faisaient l'amputation ostéoplastique, là où les indications
justes manquaient, comme par exemple dans la tubercu-
lose de l'articulation tibio-tarsienne ou dans les tumeurs
malignes dans cette région. Mais, dans l'état actuel de la
pathologie, les récidives après l'opération ostéoplastique
de la jambe se rencontrent toujours plus rarement dans
la littérature.

E. Enfin, par rapport à cette dernière objection, qu'a-
près cette opération il est difficile d'adapter au malade un
appareil prothétique, nous ne supposions pas que les or-
thopédistes américains pussent nous la faire, car l'expérience nous avait convaincu que, pour la plupart, les malades n'ont point besoin d'un appareil artificiel et marchent
tout à fait bien en chaussant un bas en cuir avec un petit
coussin mou. D'ailleurs, le fait suivant, emprunté à
la littérature américaine elle-même, répondait pour nous.

Isaac Quimby's (1) décrit un cas où, à cause de la carie
du calcanéum, il avait éloigné tout le pied, scié la plus
grande partie du calcanéum et introduit la tubérosité
restante entre les malléoles de la jambe. Deux mois
après l'opération, le garçon était déjà en état de s'appuyer sur le pied opéré, et au bout de trois mois il pouvait déjà aller à l'école et courir avec ses camarades.

Le professeur Bruns de Tübingen (2) cite également,
dans son dernier ouvrage, un cas de l'amputation ostéoplastique de la jambe chez une paysanne, âgée de 31 ans,
qui a dû subir l'opération le 3 juillet 1854. Au milieu du

---

(1) *New-York med. record*, n° 18, 1866.
(2) Bruns. *Die Amput. der Gliedmassen Tübingen*, 1879, p. 75.

mois d'août, la malade était sortie de la clinique et le 27 juillet 1855 elle s'est présentée au professeur, après avoir fait à pied 15 heures de marche. Elle n'avait aucun appareil prothétique.

Après avoir ainsi examiné les objections formulées contre l'amputation ostéoplastique de la jambe, nous fondant sur les données de la littérature, nous tirerons les conclusions suivantes des observations que nous avons recueillies pendant la dernière campagne russo-turque.

1° Les blessures par armes à feu de l'articulation tibio-tarsienne, lorsque l'astragale et la partie antérieure du calcanéum sont brisés, servent souvent d'indications directes à l'amputation ostéoplastique de la jambe. Dans ces lésions, le choix du procédé de l'opération dépend de chaque cas donné, et comme il est difficile au chirurgien de dire d'avance jusqu'à quel point le calcanéum est affecté d'un processus pathologique, nous préférons toujours ouvrir l'articulation tibio-tarsienne, comme le fait M. Pirogoff et après avoir examiné le système osseux d'une région donnée, nous scions une partie plus grande ou plus petite du calcanéum. S'il faut scier l'extrémité inférieure de la jambe à une grande distance des malléoles, on peut scier le calcanéum tout à fait horizontalement; dans ce cas, nous n'avons jamais de difficultés pour adapter la partie transplantée de l'os. Dans les autres cas où le processus inflammatoire purulent continuait plus ou moins longtemps, de sorte que le calcanéum était carié (voir Obs. I), on peut éloigner le calcanéum en ne conservant que la tubérosité postérieure et l'endroit d'insertion du tendon d'Achille. L'évidement à l'aide de la rugine de la partie malade de l'os donne assez souvent un résultat magnifique, puisque la conservation du périoste calcanéen aide beaucoup à la formation du cal osseux.

2° Les congélations du pied, qui se rencontrent souvent aussi dans la pratique chirurgicale civile, servent assez fréquemment d'indication à l'amputation ostéoplastique de la jambe. Il ne faut pas oublier que, dans ces cas, le

manque des enveloppes molles qui, dans les congélations, sont allongées beaucoup plus haut et plus profon-
dément que le système osseux, donne assez souvent au
chirurgien le droit de choisir le procédé d'après lequel il
faut scier le calcanéum. Voilà pourquoi dans les observations V, VI, VII et VIII, nous avons appliqué les procédés différents de l'amputation ostéoplastique, c'est-à-
dire que nous scions le calcanéum horizontalement
d'après le procédé Pasquier et Le Fort, obliquement
et même une fois verticalement d'en haut en bas dans la
direction de l'axe longitudinal du calcanéum. Sous le
rapport technique de tous les procédés, le plus facile
c'est la section oblique comme le faisait Busk, Guenter
et Pirogoff lui-même. En ce qui regarde la section horizontale, nous devons dire que c'est une modification à
celle que nous avons présentée dans l'observation VII, et
qui demande encore beaucoup d'exercice et d'observations pour être introduite dans la chirurgie opératoire
comme une opération classique.

3° Pendant l'amputation ostéoplastique de la jambe, il
est toujours à désirer de laisser le tendon d'Achille.
Nous insistons sur ce point malgré l'opinion d'un chirurgien aussi expert que M. Esmarch et qui s'exprime ainsi :
« Le tendon d'Achille est coupé en travers immédiatement au-dessus de son insertion et la peau perforée au
point correspondant pour permettre l'introduction d'un
drain (1) ». Autant que nous ayons pu observer dans les
cliniques chirurgicales de l'Académie médico-chirurgi-
cales de Pétersbourg et dans la pratique militaire, nous
avons vu que la lésion ou la section du tendon d'Achille
produisent toujours des fusées purulentes dans la gaine ;
nous l'avons trouvé dans l'observation IV et c'était la
cause qui retardait aussi longtemps la guérison. Mais, en
outre, il est douteux qu'en coupant le tendon d'Achille
on évite le déplacement du talon en arrière comme le
supposent quelques auteurs, car, même, lorsque le talon
est entier, c'est-à-dire quand le talon d'Achille est nor-

---

(1) *Chirurgie de guerre,* par le Dr Esmarch, traduit par le Dr Rouge
(de Lausanne), 1879, p. 220.

mal, il n'est point tendu, mais, au contraire, il forme une légère courbure en arrière , dont l'arc s'efface pendant la contraction dorsale du pied (Luchka). Et comme, pendant l'amputation ostéoplastique de la jambe, l'astragale est complètement éloigné et la partie inférieure de la jambe est aussi sciée, il est évident que la courbure normale du tendon d'Achille deviendra encore plus grande et par conséquent sa tension pendant la transplantation du calcanéum sera très petite. Nous supposons qu'une forte tension de ce tendon et le déplacement du talon un arrière n'arrivent qu'avec le temps, lorsque le malade commence à faire usage de son extrémité, et la cause en est dans la section des tendons antérieurs, qui servent d'antagonistes au tendon d'Achille; ce phénomène peut donc avoir lieu dans tous les procédés de l'amputation ostéoplastique de la jambe, surtout dans les cas où l'os transplanté n'est pas tout à fait soudé avec la jambe. Pour l'éviter, nous plaçons toujours une suture osseuse et, dans le traitement ultérieur, nous faisons le bandage du moignon à l'aide de tours de bande, d'arrière en avant comme le conseille le chirurgien Dittel (1), qui donna même un nom spécial à ces bandes : *Ajourverband.*

En terminant ici notre article sur l'amputation ostéoplastique de la jambe, nous croyons de notre devoir de nous excuser devant nos collègues de n'avoir pas cité les opinions de plusieurs auteurs très respectables, concernant cette question ; nous sentons surtout avoir tort devant nos compatriotes.

Nous dirons seulement pour nous justifier, que le but de cet article n'était pas de présenter une monographie complète de cette opération, mais d'exposer à nos collègues étrangers quelques observations personnelles dans cette question et de rappeler les propres paroles du savant professeur Le Fort : « L'observation doit toujours primer les théories les plus justes en apparence ; toutefois, nous pouvons en appeler à des observations plus

---

(1) *Wiener med. Wochenschrift*, 1877, p. 16,

nombreuses et plus complètes. » (*Manuel de médecine opératoire*, par Malgaigne, 1876, t. I, p. 616) (1).

---

(1) Nous avons cru devoir reproduire, sans commentaires, le mémoire de notre distingué collaborateur : mais nous faisons des réserves sur la valeur de son plaidoyer pour les amputations ostéoplastiques du pied, et sur la justesse des critiques qu'il formule contre les tendances des chirurgiens français. Le parallèle des divers procédés d'amputation du pied a été l'objet de discussions très intéressantes, à plusieurs reprises, à la Société de Chirurgie : l'auteur ne nous semble pas en avoir tenu un compte suffisant. *La Rédaction.*

PARIS. — IMP. Y. GOUPY ET JOURDAN, 71, RUE DE RENNES